CONTRIBUTION A L'ÉTUDE

DE

L'ŒSOPHAGOTOMIE

PAR

VOIE THORACIQUE POSTÉRIEURE

PAR

Le Dʳ P. BOURIENNE

DE L'UNIVERSITÉ DE PARIS

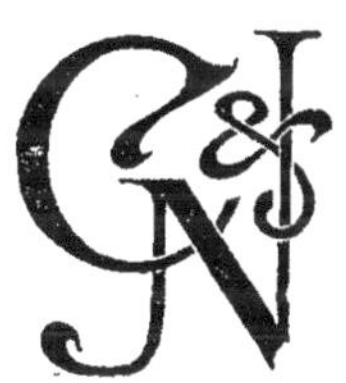

PARIS

GEORGES CARRÉ ET C. NAUD, ÉDITEURS

3, RUE RACINE, 3

—

1898

CONTRIBUTION A L'ÉTUDE

DE

L'ŒSOPHAGOTOMIE

PAR

VOIE THORACIQUE POSTÉRIEURE

PAR

Le Dr P. BOURIENNE

DE L'UNIVERSITÉ DE PARIS

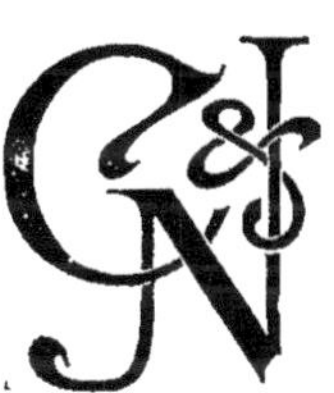

PARIS

GEORGES CARRÉ ET C. NAUD, ÉDITEURS

3, RUE RACINE, 3

—

1898

A LA MÉMOIRE VÉNÉRÉE

DE MES GRANDS-PARENTS

A LA MÉMOIRE VÉNÉRÉE

DE MON PÈRE

A MA MÈRE

A MES SŒURS

A MON FRÈRE

A MES PARENTS

A MES AMIS

A MES MAITRES DANS LES HOPITAUX

A MON PRÉSIDENT DE THÈSE

M. LE PROFESSEUR TILLAUX

CHIRURGIEN DE LA CHARITÉ
MEMBRE DE L'ACADÉMIE DE MÉDECINE
COMMANDEUR DE LA LÉGION D'HONNEUR

AVANT-PROPOS

Nous tenons à remercier, au début de ce modeste travail, tous ceux qui par leurs leçons et leurs sages conseils nous ont facilité la tâche dans le courant de nos études médicales.

C'est pour nous un devoir bien doux à remplir que d'adresser à tous nos maîtres de l'École de médecine de Caen et de la Faculté de médecine de Paris nos plus sincères remerciements pour la sollicitude dont ils nous ont entouré.

Nous tenons à remercier d'une façon toute spéciale M. le Pr Barette, de Caen, dont nous avons été l'élève pendant deux ans et qui depuis n'a cessé de nous prodiguer des marques de sincère amitié.

Nous sommes particulièrement reconnaissant à M. le Pr Forgue, de Montpellier, d'avoir bien voulu nous communiquer ses divers travaux personnels sur cette question.

Que M. Branca, interne des hôpitaux, qui nous a donné l'idée de ce travail, veuille bien agréer l'expression

de nos sentiments de sincère gratitude et nos vifs remerciements.

Nous remercions M. le Dr POTARCA d'avoir bien voulu nous autoriser à reproduire les planches qui ornent son travail sur la chirurgie intra-médiastinale.

Que M. le Pr TILLAUX veuille bien agréer nos sincères remerciements pour le grand honneur qu'il nous a fait en acceptant la présidence de notre thèse.

INTRODUCTION

La présence d'un corps étranger fixé dans l'œsophage expose à de si nombreux et de si redoutables accidents que de tout temps on a recherché les procédés permettant de soulager les malades.

C'est à Nasiloff, à M. Quénu et Hartmann que revient l'honneur d'avoir fait connaître un procédé nouveau, qui a été mis en pratique d'abord par M. le Pr Forgue (de Montpellier), en 1897, puis par Rehn (de Frankfort).

Ce procédé nouveau est l'intervention sur la partie intra-thoracique de l'œsophage ; il permet de compléter en quelque sorte la thérapeutique chirurgicale des corps étrangers de l'œsophage ; c'est pourquoi il nous a paru intéressant d'étudier dans ce modeste travail l'œsophago-tomie par voie thoracique postérieure.

L'histoire de l'œsophagotomie par voie thoracique postérieure peut être divisée en deux périodes : dans la première (1888 à 1897) les résultats sont purement expérimentaux ; dans la seconde (1897 à 1898), cette opération entre dans le domaine de la clinique.

Le premier travail ayant trait à l'œsophagotomie par voie thoracique postérieure est dû au Pr Ivan I. Nasiloff (Saint-Pétersbourg) et remonte à l'année 1888. Dans cette publication, après avoir exposé le résultat de ses recherches sur le cadavre, cet auteur conclut à la possibilité de cette intervention et en décrit le manuel opératoire ; il aborde le médiastin postérieur dans l'angle costo-vertébral gauche. Pour lui l'indication principale se trouve réalisée par la présence d'un cancer limité de l'œsophage.

En 1891, MM. les P^{rs} agrégés Quénu et Hartmann font une communication à la Société de chirurgie de Paris au sujet de cette opération, ils la recommandent dans le cas de corps étranger de la portion médiastinale de l'œsophage et donnent les raisons anatomiques pour lesquelles ils préfèrent le côté latéro-vertébral gauche pour pénétrer facilement dans le médiastin postérieur.

En 1893, dans sa thèse de doctorat, J. Potarca (de Bucarest), après avoir fait un exposé de ses expériences sur le cadavre, donne une conclusion opposée à celle de MM. Quénu et Hartmann. Pour lui : « la vraie voie pour atteindre l'œsophage est le côté latéro-vertébral droit et non le gauche ». Il a depuis soutenu cette opinion dans divers articles et dans un travail sur la chirurgie intramédiastinale postérieure.

Quant aux opérations sur le vivant, la première date de 1897 et fut faite par M. le Pr Forgue (de Montpellier) ; dans son observation, il conclut, après avoir essayé d'aborder l'œsophage par le côté costo-vertébral droit, à l'abandon de ce côté dans le cas d'intervention sur la la partie intra-médiastinale de ce conduit, « les difficultés opératoires étant bien moins considérables par la voie costo-vertébrale gauche ».

Les deux autres observations sont dues à Rehn (de Frankfort). Se basant sur deux œsophagotomies intra-thoraciques, il recommande de pénétrer dans le médiastin postérieur par le côté costo-vertébral droit, celui-ci étant à son avis : « la voie la plus commode pour rencontrer directement l'œsophage sans blesser d'autres organes vitaux importants ».

Le dernier travail paru sur cette question est la thèse de doctorat de A. Montagnier, soutenue devant la Faculté de Montpellier.

DES RAPPORTS DE L'ŒSOPHAGE AVEC LES ORGANES CONTENUS DANS LE MÉDIASTIN POSTÉRIEUR

L'œsophage, conduit musculo-membraneux, mesure approximativement 15 à 16 centimètres dans sa portion thoracique et se trouve situé dans le médiastin postérieur.

A son entrée dans le thorax il est déjà dévié à gauche, et cette déviation atteint son maximum au niveau de la troisième vertèbre dorsale. A sa rencontre avec la crosse de l'aorte (4ᵉ vertèbre dorsale), l'œsophage s'inclinant à droite redevient médian. Arrivé à la hauteur de la 7ᵉ vertèbre dorsale, il se dévie de nouveau à gauche, déviation qui se poursuit jusqu'au flanc gauche de la 11ᵉ vertèbre dorsale, point de son abouchement dans l'estomac.

Dans notre description des rapports de l'œsophage nous adopterons la division en portion sus-azygo-aortique et inter-azygo-aortique (Jonnesco).

Portion sus-azygo-aortique. — L'œsophage répond :

En avant et *en haut* : à la portion membraneuse de la trachée ;

En avant et *en bas* : à la face latérale droite de la crosse de l'aorte.

En arrière. — Il se trouve en contact avec la colonne vertébrale dorsale par l'intermédiaire du tissu cellulaire de l'espace rétro-viscéral.

A gauche. — L'œsophage est longé par la carotide primitive gauche dont il est séparé par le nerf récurrent de ce côté, plus loin il répond à l'origine de l'artère sous-clavière gauche et au canal thoracique qui passe à ce niveau entre les artères carotides primitive et sous-clavière gauche.

A droite. — Débordé par la trachée, il confine de haut en bas avec : le nerf récurrent droit, l'origine de l'artère carotide primitive, le tronc veineux commun des veines intercostales supérieures droites. Il affecte aussi de ce côté des rapports mais plus éloignés avec le nerf vague droit, le tronc veineux brachio-céphalique droit et même la veine cave inférieure.

Portion inter-azygo-aortique. — Dans cette portion l'œsophage est en rapport :

En avant, de haut en bas, avec la portion membraneuse de la trachée et la bifurcation de ce conduit, surtout avec la face postérieure de la racine de la bronche gauche à (la hauteur de la 5ᵉ ou 6ᵉ vertèbre dorsale). Au-dessous de la bronche gauche, il répond à la masse ganglionnaire inter-trachéo-bronchique : puis plus bas encore, à la paroi postérieure du péricarde qui le sépare de l'oreillette gauche ; tout près du diaphragme, l'œsophage est séparé du péricarde par un tissu cellulaire assez abondant et quelques petits ganglions lymphatiques.

En arrière : il repose sur la colonne vertébrale jusqu'à

la 4e vertèbre dorsale environ, puis, s'en détachant, vient en contact de haut en bas avec l'aorte et ses branches, les veines azygos, le canal thoracique et les nerfs vagues. Il longe d'abord le flanc droit de l'aorte thoracique, passe en écharpe sur la face antérieure de ce vaisseau et vient ensuite se placer sur son flanc gauche, le contournant ainsi en spirale. La face postérieure de l'œsophage est croisée en haut par les artères intercostales droites ; plus bas ce sont les artères intercostales gauches qui passent derrière lui.

Le tronc de la grande veine azygos, assez écarté du flanc droit de l'œsophage en haut, se rapproche ensuite et passe même derrière lui en bas. La petite azygos croise la face postérieure de l'œsophage, de gauche à droite, vers la 8e vertèbre dorsale. Les veines intercostales gauches croisent aussi sa face postérieure. Le canal thoracique est situé derrière l'œsophage contre la colonne vertébrale, jusqu'au niveau de la crosse de l'aorte, point où il quitte le médiastin postérieur.

Les nerfs vagues suivent un trajet un peu différent, d'après le côté considéré : A gauche, le nerf, après avoir quitté 'aorte, passe derrière la bronche gauche et vient ensuite se placer sur la face antérieure de l'œsophage. A droite, le nerf chemine d'abord dans l'angle formé par l'œsophage et la trachée, puis croise en arrière la bronche droite, et vient s'appliquer finalement contre la face postérieure de l'œsophage.

De plus, l'œsophage se trouve, dans cette région, entouré par une nappe épaisse de tissu cellulo-graisseux, continue avec celle de l'espace rétro-viscéral cervical de Henke.

A gauche : il répond à la plèvre médiastine gauche et à l'aorte thoracique qui est située sur un plan un peu postérieur. En haut, il affecte des rapports immédiats avec la crosse de l'aorte, au moment où elle se porte d'avant en arrière et de droite à gauche, pour gagner le côté gauche de la colonne vertébrale.

A droite : il est en rapport direct avec la plèvre médiastine droite ; de plus, il répond à une partie du tronc de la grande azygos.

DU TRAJET DES PLÈVRES MÉDIASTINES

Dans la région sus-azygo-aortique, nous n'avons rien de particulier à signaler : l'œsophage est, à ce niveau, assez écarté des lames pleurales.

Portion inter-azygo-aortique. — La réflexion vertébro-médiastinale des deux feuillets pleuro-pariétaux se fait sur deux lignes plus ou moins régulières et verticales situées de chaque côté de la face antérieure de la colonne vertébro-dorsale ; se dirigeant alors en avant, elles deviennent plèvres pariéto-médiastinales droite et gauche.

Dans leur trajet, ces plèvres pariéto-médiastinales rencontrent l'aorte et la grande veine azygos, vaisseaux qui leur impriment à chacune une disposition particulière, aussi les décrirons-nous isolément.

Plèvre médiastine droite : elle s'insinue entre le tronc de l'azygos et l'œsophage, cela d'autant plus qu'on se rapproche du diaphragme. Il en résulte un long cul-de-sac pleural rétro-œsophagien d'une profondeur qui croît de la 6ᵉ à la 10ᵉ dorsale ; au niveau de la 9ᵉ et 10ᵉ dorsale, il atteint la face antérieure de l'aorte.

On peut, par transparence, à travers la plèvre pariéto-médiastinale droite apercevoir immédiatement devant la colonne vertébrale, le trajet bleuâtre du tronc et de la crosse de la grande veine azygos embrassant le pédicule pulmonaire droit et formant relief du côté de la cavité pleuro-pulmonaire correspondante, surtout au niveau de la crosse et de la partie supérieure de son tronc ascendant ; on aperçoit aussi les origines des veines intercostales. On distingue de même la face latérale droite de l'œsophage adhérente au feuillet pleural, puis en bas et à droite le tronc de la veine cave inférieure.

Plèvre médiastine gauche : en regardant d'arrière en avant, on trouve une dépression de la plèvre pariéto-médiastinale peu enfoncée entre la colonne vertébro-dorsale et l'aorte thoracique, et devant elle le relief produit par la partie postérieure de la crosse aortique en haut et de l'aorte descendante en bas. Sur un plan plus antérieur on voit, en haut la saillie correspondante au pédicule pulmonaire gauche et tout à fait en bas le relief oblique correspondant à l'extrémité inférieure de l'œsophage.

Les deux culs-de-sac rétro-œsophagiens sont réunis par une lame celluleuse et élastique tendue derrière l'œsophage et devant l'aorte : c'est le ligament inter-pleural (Morosow).

Les plèvres médiastines forment aussi deux culs-de-sac pré-œsophagiens, mais moins accentués que les postérieurs.

Ajoutons que certains muscles aberrants viennent contribuer à la fixité de l'œsophage, ce sont :

1° Des fibres trachéo-œsophagiennes ;

2° Des fibres broncho-œsophagiennes provenant de la bronche gauche ;

3° Des fibres aortico-œsophagiennes existant à l'exclusion des fibres broncho-œsophagiennes ;

4° Des fibres pleuro-œsophagiennes, nées au-dessous des précédentes ;

5° Des fibres œsophago-sus-diaphragmatiques.

DU TRAJET DES PLÈVRES D'APRÈS DES COUPES
DE DIFFÉRENTES HAUTEURS

Si, après avoir donné une vue d'ensemble, nous exa-
minons le trajet des plèvres à différentes hauteurs, voici ce
que nous voyons (Potarca) :

1° *Au niveau de la IIIe vertèbre dorsale :*

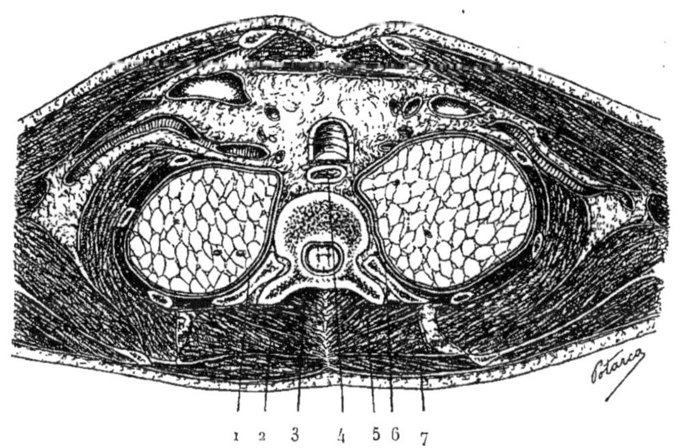

Fig. 1. — Première coupe faite au niveau de la 3e vertèbre dorsale.

1, caverne pleurale gauche ; 2, muscle rhomboïde ; 3, muscle transversal épineux ;
4, œsophage ; 5, muscle sacro-lombaire ; 6, cavité pleurale droite ; 7, muscle trapèze.

Plèvre médiastinale droite : fait un léger coude entre
l'œsophage et le corps vertébral, sans s'y insinuer, passe

près du bord droit de l'œsophage, puis entre la trachée et
le poumon pour se continuer avec la plèvre du médiastin
antérieur.

Plèvre médiastinale gauche : fait un coude presque au
même niveau que celui de la plèvre droite, puis se dirige
en dehors pour se continuer avec la plèvre pariétale gauche du médiastin antérieur.

2° *Niveau de la IVᵉ dorsale :*

Plèvre M. droite : fait un coude peu prononcé entre

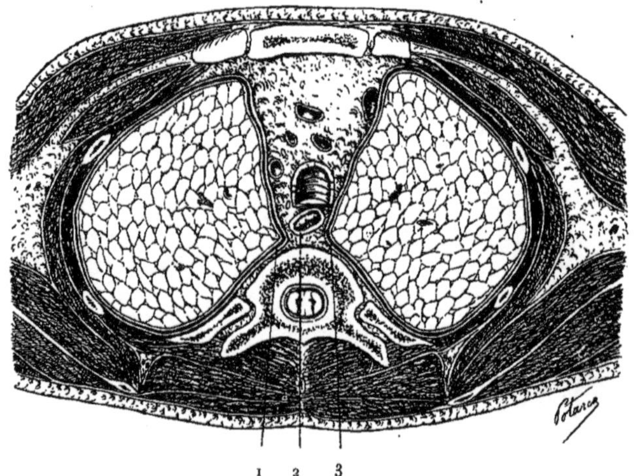

FIG. 2. — Deuxième coupe faite au niveau de la 4ᵉ vertèbre dorsale.

1, cavité pleurale gauche; 2, œsophage; 3, cavité pleurale droite.

la vertèbre et l'œsophage, d'où, en sortant, elle passe sur
le bord droit de la trachée et, se dirigeant en avant, va cou-
vrir la face externe du tronc veineux brachio-céphalique
droit.

Plèvre M. gauche : fait entre le corps vertébral et l'œsophage un coude un peu plus prononcé que celui de droite. En passant en avant la plèvre recouvre le côté externe de l'artère sous-clavière gauche.

3° *Niveau de la V° dorsale :*

Plèvre M. droite : forme un coude obtus entre le corps de la 5° vertèbre et l'œsophage, passe sur la moitié

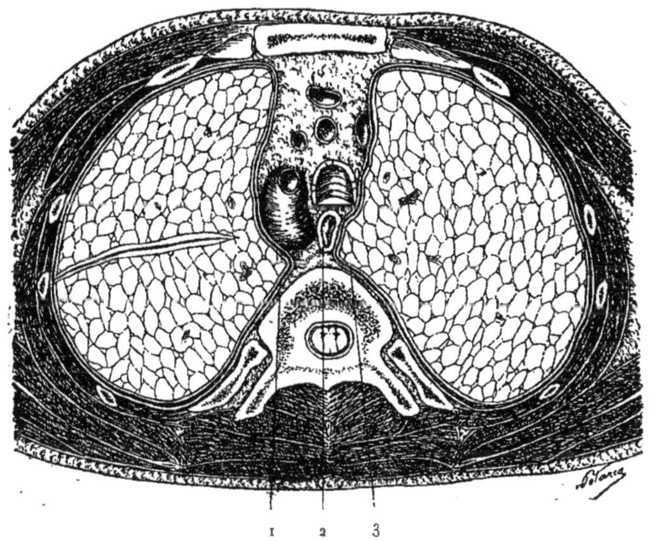

Fig. 3. — Troisième coupe faite au niveau de la 5° vertèbre dorsale.

1, cavité pleurale gauche; 2, œsophage; 3, cavité pleurale droite.

droite de la portion postérieure de la trachée et, se coudant à nouveau en avant, passe dans le médiastin antérieur sur la face externe du tronc artériel brachio céphalique.

Plèvre M. gauche : se coude légèrement entre la crosse de l'aorte et le corps vertébral, passe en avant sur le côté gauche et antérieur de la portion horizontale de la crosse, qu'elle recouvre dans une étendue de 5 à 6 centimètres, puis se dirige en avant pour passer vers le médiastin antérieur.

4° Niveau de la VI° dorsale :

Plèvre M. droite : s'insinue entre le corps vertébral et la crosse de la veine azygos et, se repliant sur elle-même,

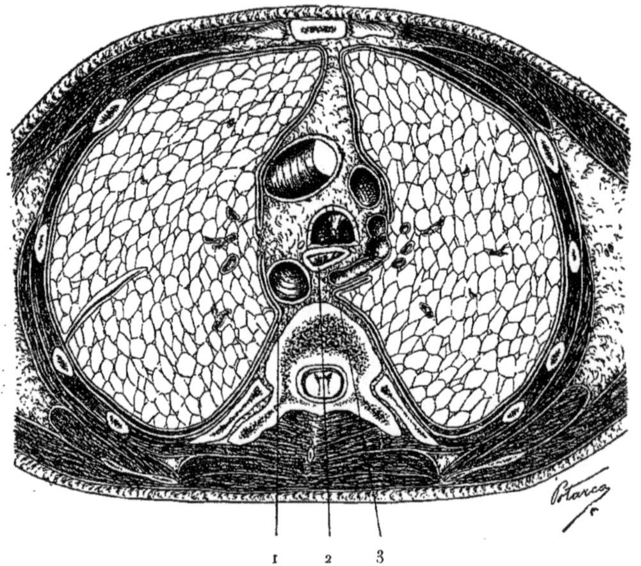

Fig. 4. — Quatrième coupe faite au niveau de la 6° vertèbre dorsale.

1, cavité pleurale gauche; 2, œsophage; 3, cavité pleurale droite.

forme un coude de même longueur (5 millimètres) derrière ce vaisseau ; puis passe sur le poumon correspondant.

Plèvre M. gauche : fait un coude entre l'aorte thoracique et le corps vertébral, tapisse la paroi externe (gauche) de l'aorte puis, se repliant, se continue avec le feuillet viscéral.

5° *Niveau de la VIIe dorsale :*

Plèvre M. droite : s'insinue entre le corps vertébral et l'œsophage jusqu'à la grande veine azygos sur une profondeur de 10 millimètres, puis, se repliant sur elle-même,

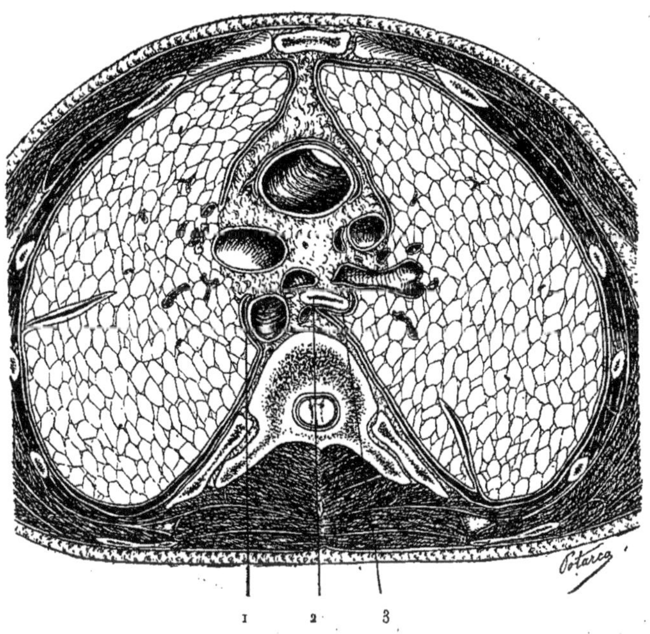

Fɪɢ. 5. — Cinquième coupe faite au niveau de la 7ᵉ vertèbre dorsale.

1, cavité pleurale gauche; 2, œsophage; 3, cavité pleurale droite.

tapisse par le feuillet antérieur du coude qu'elle forme, la moitié droite de la face postérieure de l'œsophage. Passé cet endroit elle se dirige en avant, sur le bord externe de l'œsophage, et gagne la face postérieure de la bronche gauche sur laquelle elle se replie pour se continuer avec la plèvre viscérale.

Plèvre M. gauche : fait un léger coude entre l'aorte et le corps de la vertèbre, recouvre le côté externe de l'aorte, puis se réfléchit sur le pédicule pulmonaire correspondant.

6° *Niveau de la VIII° dorsale :*

Plèvre M. droite : s'enfonce entre le corps vertébral

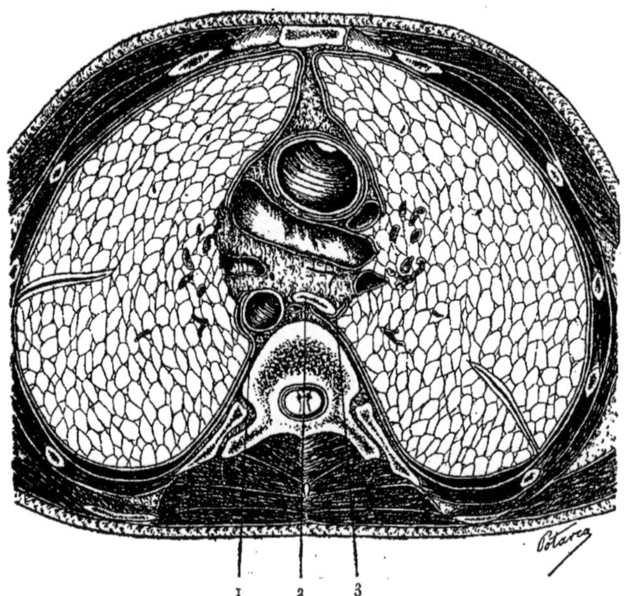

FIG. 6. — Sixième coupe faite au niveau de la 8ᶜ vertèbre dorsale.
1, cavité pleurale gauche; 2, œsophage; 3, cavité pleurale droite.

et l'œsophage jusqu'à la grande veine azygos (15ᵐᵐ de profondeur) et, se repliant sur elle-même, recouvre les deux tiers droits de la face postérieure de l'œsophage, passe sur son côté droit et, arrivée au pédicule pulmo-

naire, se réfléchit pour se continuer avec la plèvre viscérale.

Plèvre M. gauche : fait un léger coude entre le corps
vertébral et l'aorte, recouvre la face externe de ce vaisseau, puis se réfléchit entre celle-ci et la bronche gauche
sur le pédicule pulmonaire.

7° *Niveau de la IX⁰ dorsale :*

Plèvre M. droite : s'insinue entre le corps vertébral et

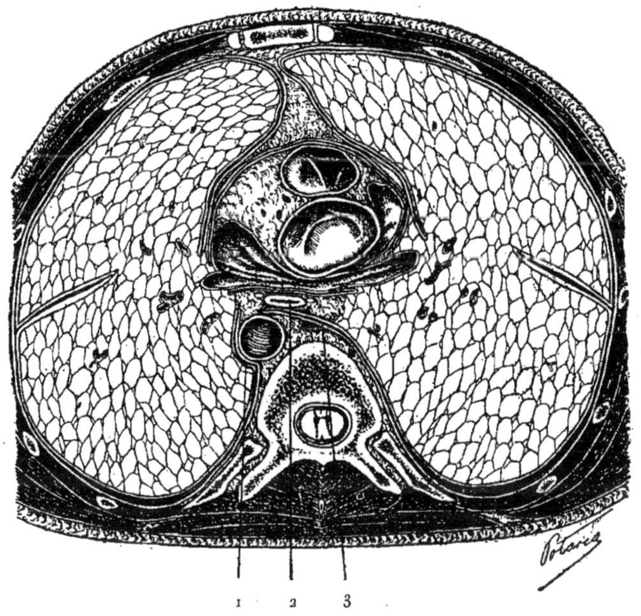

Fig. 7. — Septième coupe faite au niveau de la 9ᵉ vertèbre dorsale.
1, cavité pleurale gauche; 2, œsophage; 3, cavité pleurale droite.

l'œsophage jusqu'à l'aorte. Par son feuillet antérieur, elle
recouvre donc toute la face postérieure de l'œsophage, puis

passe sur le poumon droit pour se continuer avec la plèvre viscérale.

Plèvre M. gauche : se coude entre la vertèbre et l'aorte, passe sur le côté externe de celle-ci, recouvre un peu sa face antérieure, au-devant de laquelle elle se réfléchit sur le poumon gauche, pour se continuer avec la plèvre viscérale.

8° *Niveau de la Xe dorsale* :

Plèvre M. droite : s'enfonce plus profondément encore

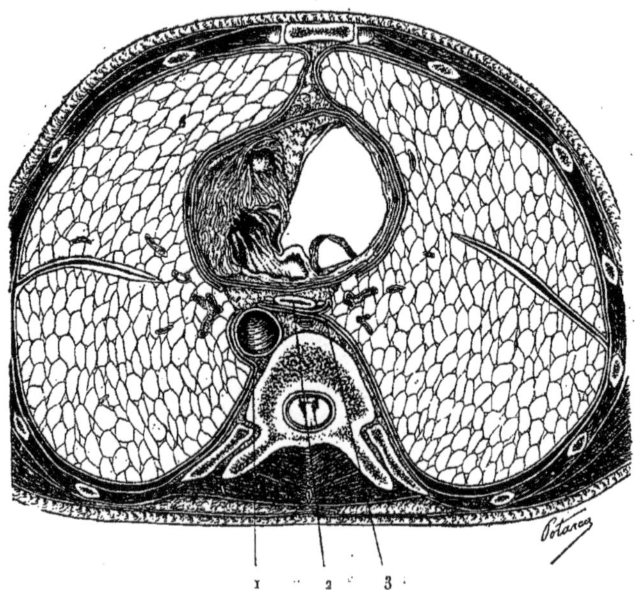

FIG. 8. — Huitième coupe faite au niveau de la 10e vertèbre dorsale.
1, cavité pleurale gauche; 2, œsophage; 3, cavité pleurale droite.

de façon à dépasser l'œsophage de 8^{mm} à gauche. Sorti de cette profondeur et arrivé sur le bord droit de l'œsophage,

le feuillet antérieur va se continuer avec la plèvre viscérale.

Plèvre M. gauche : forme un coude peu prononcé
entre l'aorte et le corps vertébral, puis se dirige en avant
sur la face gauche de l'aorte, au-devant de laquelle elle se
réfléchit sur le poumon et se continue avec le feuillet
viscéral.

DE LA VOIE A SUIVRE POUR ATTEINDRE L'ŒSOPHAGE

Ces notions anatomiques exposées, il nous faut préciser la hauteur à laquelle doit porter l'opération : le point d'enclavement des corps étrangers se trouve le plus souvent au niveau de l'étranglement bronchique, c'est-à-dire de la 5e à la 7e vertèbre dorsale.

Mais faut-il intervenir du côté droit ou du côté gauche?

Nous pensons avec MM. Quénu et Hartmann, avec M. Forgue que la voie vertébrale gauche est la voie de choix.

En effet, nous avons vu qu'à droite la plèvre forme un cul-de-sac en arrière de l'œsophage, cul-de-sac qui croît de la 6e à la 10e vertèbre dorsale, au niveau de laquelle il dépasse notablement la face postérieure de l'œsophage; de plus les recherches anatomiques de M. le Pr Forgue, ainsi que l'opération pratiquée par lui, l'ont conduit à constater que la plèvre n'est pas si faiblement adhérente à l'œsophage que Potarca le prétend, les expansions étendues de l'un à l'autre de ces organes les rattachant assez intimement; lorsqu'on tente le décollement de ce repli rétro-œsophagien voici ce qui se produit : « A droite le doigt n'opère pas avec commodité le dégagement du repli retro-œsophagien, véritable séreuse de glissement insinuée à la face postérieure du conduit et y adhérant par son feuillet viscéral ; par contre, grâce à la présence du ligament de Morosow, lame cellulaire et élastique tendue entre les deux plèvres, le doigt suivant l'espace décollable passe en arrière de l'œsophage et de son cul-de-sac séreux, vers la face antérieure des corps vertébraux et vers l'aorte ».

A gauche, la plèvre gauche, après un très léger coude entre la colonne vertébrale et l'aorte, passe en avant sur le flanc externe de l'aorte pour se continuer directement sur le médiastin postérieur : « le décollement pleural mène droit à l'œsophage, en raison du trajet même de la plèvre médiastine, et le cotoiement de l'aorte appliquée contre les corps vertébraux n'offre point une difficulté aussi grande qu'on pourrait le croire.

Nous examinerons successivement les indications opératoires qui peuvent nous être fournies par la présence :

1° D'un cancer occupant la partie thoracique de l'œsophage ;

2° D'un rétrécissement cicatriciel ;

3° D'un corps étranger arrêté dans la partie thoracique
de ce conduit.

Cancer de l'œsophage. — Cette opération nous paraît
avoir peu d'avenir dans cette circonstance. Exceptionnel-
lement, si l'on pouvait acquérir la conviction que l'on se
trouve en présence d'une lésion extrêmement limitée,
pourrait-on tenter une résection œsophagienne suivie de
la suture des deux bouts ; quant à créer une bouche œsophagienne la chose paraît peu facile. Voici à ce sujet
l'opinion émise par MM. Quénu et Hartmann dans leur
communication : « nous avons recherché dans quelle
mesure il serait possible après résection d'une partie
notable d'œsophage d'amener les deux bouts à la plaie, de
manière à obtenir une bouche œsophagienne sans nul

doute préférable à une bouche gastrique. Or si le bout inférieur peut encore être mobilisé sans trop de dégâts, il n'en est pas de même du bout supérieur et nous ne voyons pas la possibilité de l'abandonner à lui-même ouvert ou ligaturé ».

La seule opération à tenter dans ces circonstances consisterait donc dans l'ouverture de l'œsophage dans le but d'y introduire une sonde dont l'extrémité supérieure passant par la plaie thoracique permettrait d'alimenter le malade. C'est le but que se proposait Rehn dans ses interventions. Il nous faut attendre pour pouvoir juger la valeur de cette conduite et, à l'heure actuelle, nous donnerions la préférence à la gastrostomie qui, d'une exécution plus facile, permet d'obtenir des résultats aussi satisfaisants que possible.

Rétrécissements cicatriciels. — Ici encore nous rejetons l'œsophagotomie intra-thoracique, l'intervention de choix est la gastrostomie lorsque les tentatives de dilatation restent infructueuses, car il importe de ne pas laisser le malade s'affaiblir. La gastrostomie dans ces circonstances est non seulement une intervention palliative, mais encore un traitement curatif puisqu'en vertu de l'action sédative qui se produit, la dilatation peut être de nouveau tentée et la guérison obtenue.

Corps étrangers. — L'indication de l'intervention est réalisée par la présence d'un corps étranger arrêté dans la partie thoracique de l'œsophage comprise entre la crosse de l'aorte et de l'azygos en haut et le diaphragme en bas.

Il nous faut maintenant examiner dans quelles conditions devrait se trouver le corps étranger arrêté dans l'œsophage pour que l'œsophagotomie thoracique trouve son indication.

Nous laisserons immédiatement de côté les cas où le corps étranger est petit, lisse, régulier ; où le corps étranger, régulier, volumineux, incapable de causer des accidents le long de l'intestin est arrêté au voisinage de l'estomac : dans ces circonstances, en effet, le vomissement et la propulsion sont tout indiqués. Les autres cas doivent nous arrêter, car ils pourraient nécessiter une intervention soit primitive, soit secondaire.

1° Le corps étranger régulier, volumineux, arrêté loin de l'estomac n'a pu être extrait malgré toutes les manœuvres instrumentales. Dans ce cas, il ne faut pas se hâter d'intervenir, une nouvelle tentative d'extraction pouvant être couronnée de succès. Cependant il ne faut pas attendre trop longtemps car l'inanition prédispose le malade aux accidents les plus graves. Ici, comme pour l'œsophagotomie cervicale, il sera bon de ne pas trop différer l'opération dès qu'on suppose l'existence de phénomènes inflammatoires ;

2° Le corps étanger volumineux présente des aspérités à sa surface, toutes les tentatives d'extraction ont échoué ; dans ces conditions nous pensons qu'il faut intervenir, la paroi œsophagienne, par suite des rapports intimes qui a contracté avec elle le corps étranger, a souffert des tentatives d'extraction, attendre c'est exposer le malade à toutes les complications pouvant résulter d'une perforation œsophagienne : phlegmons péri-œsophagiens, perforations de la trachée, hémorragies mortelles par perforation des gros vaisseaux ;

3° Le corps étranger d'un volume plus ou moins considérable présente des saillies très accusées (une pièce dentaire en particulier), il est éloigné de l'estomac, les tentatives d'extraction pourraient amener des lésions étendues de l'œsophage ou perforer le conduit au niveau des points de fixation du corps étranger ; dans ces conditions il faudra songer à faire d'emblée l'œsophagotomie par voie thoracique postérieure.

Nous concluerons avec M. le Pʳ Forgue : si le corps est bas situé, dans le segment supra-cardiaque, il sera réalisable de pratiquer, à l'instar de Richardson et de Bull, l'extraction par une incision de l'estomac avec exploration et dilatation du cardia. Au contraire un corps enclavé dans la portion de l'œsophage située au niveau ou au-dessus des deux crosses de l'aorte et de l'azygos sera abordé et extrait à la faveur d'une œsophagotomie cervicale basse.

Entre ces deux limites le chirurgien devra songer à l'œsophagotomie intra-médiastinale par voie thoracique postérieure.

Le chirurgien s'étant assuré de la présence du corps étranger, de sa situation, de sa forme, de sa consistance. de ses dimensions, au moyen des explorations diverses : cathétérisme, œsophagoscopie, radioscopie, radiographie, l'anesthésie sera pratiquée.

Placer le malade au bord de la table d'opération dans le décubitus latéral droit et légèrement incliné vers le ventre, la région thoracique étant bien mise en lumière, l'opérateur se place du même côté.

Les précautions antiseptiques étant prises, on pratiquera l'opération.

Temps extrathoracique : Inciser verticalement au niveau de l'angle des côtes sur une longueur de 14 centimètres, à égale distance du bord spinal de l'omoplate gauche et des apophyses épineuses, le milieu de l'incision répondant à un travers de pouce au-dessous de l'épine scapulaire. Sur cette étendue, on sectionnera successivement : la peau, le tissu cellulaire sous-cutané, le fascia superficialis qui, dans ces régions, est très lâche, puis l'aponévrose du trapèze ; sous cette aponévrose, on coupe les fibres inférieures du

muscle trapèze, les supérieures pouvant se récliner facilement en haut au moyen d'un écarteur.

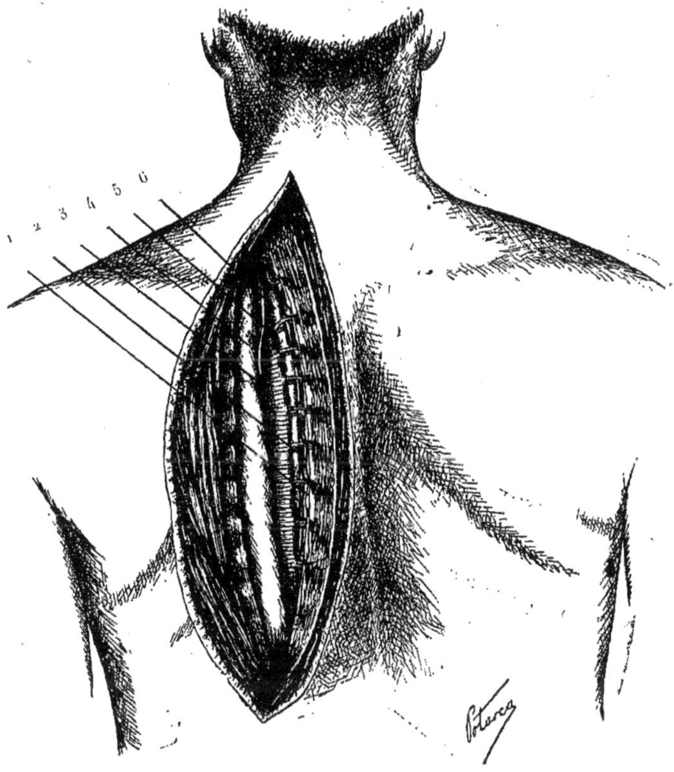

FIG. 9. — Rapports de la plèvre pariéto-médiastinale gauche
avec les organes voisins.

1, nerf sympathique gauche ; 2, petite veine azygos inférieure ; 3, aorte thoracique
descendante ; 4, plèvre médiastinale gauche ; 5, nerf pneumogastrique ; 6, œsophage.

Sous ce muscle, on sectionne l'aponévrose et les fibres
musculaires du rhomboïde, le fascia lombo-dorsal, puis on

découvre et on sectionne l'aponévrose intermédiaire des deux petits dentelés postérieurs ainsi que quelques fibres du petit dentelé supérieur. C'est alors qu'apparaît l'aponévrose de la masse sacro-lombaire, on entre dans l'interstice musculaire avec la sonde cannelée, entre le sacro-lombaire en dehors et le long dorsal en dedans, puis on récline ces muscles vers la colonne vertébrale. Dans le champ opératoire apparaissent les 4e, 5e et 6e côtes avec leurs espaces intercostaux : on fait l'hémostase, puis, les côtes étant dénudées, on fait une résection sous-périostée de 3 à 5 centimètres de longueur, rasant en dedans le bout des apophyses transverses des vertèbres.

On se trouve avoir une fenêtre thoracique de 10 à 12 centimètres de hauteur.

Temps intrathoracique : On place sous l'épaule droite du malade un coussin roulé de façon à élever le flanc costal, ceci fait, évitant autant que possible les vaisseaux et les nerfs de la région de façon à ne pas les léser, on place deux écarteurs puissants destinés à protéger la plèvre pariétale et les mains de l'opérateur contre les extrémités costales. On pratique alors le décollement pleural sous le bord interne de la fenêtre thoracique, en ayant bien soin d'aller doucement pour ne pas perforer la séreuse, du reste, ce temps de l'opération est facilité par l'épaisseur et la résistance que la plèvre présente à ce niveau ; on la détache successivement du corps des côtes, de leur tête au niveau de laquelle on découvre le cordon ganglionnaire du grand sympathique, des parties latérales gauches des vertèbres dorsales et enfin on arrive sur la ligne de réflexion du feuillet pleuro-médiastinal.

Le décollement achevé, le doigt pénètre dans le médiastin postérieur : contournant l'aorte, il est facile (Hartman)
de venir reconnaître l'œsophage en avant. Il faut éviter de
décoller l'aorte sur sa face postérieure, car il existe entre
celle-ci et la colonne vertébrale un réseau vasculaire abondant pouvant donner lieu à une hémorragie grave.

L'œsophage une fois découvert, et « il faut savoir que
la découverte de l'œsophage s'opère sur le vivant non
point sous l'œil, mais à une profondeur de 7 à 9 centimètres, malgré des résections osseuses même très rappro-
chées des têtes costales », on le fixera par deux pinces,
puis on pratiquera une incision verticale sur une longueur
proportionnée à la grosseur du corps étranger auquel on
aura affaire : il faut éviter de déchirer les parois œsophagiennes et de léser les pneumogastriques.

L'extraction terminée, il sera préférable, conformé-
ment à l'opinion de Potarca, de mettre une sonde à
demeure au lieu de suturer la plaie œsophagienne, puis, le
médiastin étant tamponné, on fera un pansement aseptique.

COMPLICATIONS

Nous laisserons de côté les complications communes à toutes les plaies et qui seront évitées par une asepsie rigoureuse.

Il nous faut signaler : 1° des hémorragies plus ou moins abondantes qui peuvent survenir au deuxième temps de l'opération.

2° L'apparition d'un pneumothorax consécutif à une rupture de la plèvre et suivi d'une dyspnée intense et d'as_phyxie.

OBSERVATIONS

Il s'agissait d'un enfant de 8 ans qui avait avalé un gros sou
trois mois auparavant.

Un de nos confrères avait vainement tenté l'extraction du
corps étranger avec le panier de Græfe : les manœuvres avaient été
pénibles, le corps n'avait pu être chargé sur le panier, l'œsophage
avait saigné, et les parents s'étaient refusés à une nouvelle séance.
Le Dr Masmejean, de Bessèges, auquel l'enfant avait été ultérieu-
rement conduit, avait jugé prudent de ne pas renouveler les tentatives d'extraction, la situation du petit malade motivait bien
cette réserve : l'alimentation était devenue difficile, la déglutition
douloureuse et l'enfant ne s'alimentait que de lait, il avait consi-
dérablement maigri et pâli, accusait une douleur thoracique pro-
fonde, avait des accès de suffocation et de fréquentes crises de
toux quinteuse après lesquelles il expectorait des crachats muco-
purulents striés de sang ; il présentait des signes de bronchite
surtout marqués à droite et l'on trouvait de ce côté une zone de
submatité pulmonaire ; des vomissements alimentaires auxquels se
mêlaient des traces de sang venaient compliquer le tableau. Bref,
il paraissait net que le sou était fixé dans un point de l'œsophage,
étant donné cette fixité même, d'un corps régulier, à contour
circulaire, apte par conséquent à descendre et à circuler, étant
donné aussi la présence du sang dans les expectorations et les

vomissements, il était vraisemblable que le sou avait eu le temps de creuser, au niveau de son arrêt, un sillon ulcéreux dans les parois œsophagiennes. Partant, il semblait sage de se garder de toute extraction de vive force capable d'achever la perforation de l'œsophage, de déterminer dans les plèvres ou dans le médiastin un phlegmon septique, ou même une hémorragie grave par lésion des gros troncs vasculaires. L'insuccès des manœuvres d'extraction tentées par un confrère expérimenté nous paraissait suffisamment démonstratif, et il était conforme à la pratique actuellement admise pour l'œsophagotomie de ne point laisser les lésions pariétales s'aggraver, la dénutrition s'accroître par la dysphagie et de procéder à l'extraction par une incision méthodique aseptique, directe.

Les radiographies très nettes, prises par notre collègue le Pr Imbert, montraient le sou fixé au niveau du sixième espace intercostal, franchement à droite de la silhoutte des corps vertébraux. Cette indication topographique nous décida, envers et contre le précepte de Quénu et Hartmann, qui conseillent d'aborder l'œsophage par le côté gauche, à pénétrer dans le médiastin par une thoracotomie droite. La radiographie fut ici mauvaise conseillère. L'intervention fut simple et rapide dans les premiers temps : l'enfant était couché sur le côté gauche, un coussin roulé glissé sous le thorax, la tête un peu inclinée en avant, je fis une incision verticale de 14 centimètres, sur l'angle des côtes entre la ligne épineuse et le bord spinal de l'omoplate, le milieu répondant à un travers de pouce au-dessous de l'épine scapulaire. En trois coups, l'incision fut à travers les masses musculaires conduite jusqu'à la surface des côtes.

Les 6e, 5e, 4e côtes furent à la rugine dénudées de part et d'autre de l'angle sur une étendue de 5 centimètres et réséquées. L'hémostase des trois artéres intercostales étant faite, le thorax était ainsi ouvert par une brèche qui me permit d'introduire les doigts sous le bord interne de la fenêtre thoracique et de commencer le décollement de la plèvre pariétale. Poursuivant à coup sûr et à bout de doigts mon décollement, j'arrivai ainsi sur le flanc

droit des vertèbres dorsales, à ce moment je sentis très nettement
la saillie mince du bord droit du sou enclavé. Mais c'était au bout
de mes doigts, à une profondeur de 8 centimètres environ, dans
un foyer obscurci par une légère hémorragie veineuse que j'é-
prouvais ce contact; et il était impossible et imprudent à cette
profondeur de vouloir opérer une incision. Je voulus poursuivre
le dégagement de l'œsophage et continuai à travailler du bout
des doigts repliés de façon à suivre la ligne de réflexion de la
plèvre médiastine et à la décoller de la face postérieure et du
flanc droit de l'œsophage. Manœuvre infructueuse : je ne réussis
qu'à prolonger le décollement en avant des corps vertébraux,
dans cette nappe de tissu cellulo-graisseux qui se continue avec
l'espace cervical, rétro-viscéral de Henke. Le résultat fut que
l'œsophage devint mobile en avant, refoulé avant le cul-de-sac
rétro-œsophagien de la plèvre : il me fut impossible à partir de
ce moment de palper le contact du rebord du sou, impossible
aussi de retrouver le plan de clivage entre l'œsophage et la plèvre.
Mes tentatives durent cesser parce que l'enfant, depuis quelques
instants, présentait des troubles d'asphyxie chloroformique, je
me contentai de tamponner le médiastin, de placer au point dé-
clive un double drain et de suturer la partie haute seulement de
l'incision.

Les suites furent aseptiques et simples, mais le sou demeurait
au même plan et la radiographie nous le confirma.

A 12 jours de là, je décidai une nouvelle tentative, mais je
voulus préalablement essayer l'extraction par les voies naturelles:
la thoracotomie faite antérieurement et dont la brèche avait été
maintenue par le tamponnement iodoformé, me paraissait une
garantie rassurante vis-à-vis des infiltrations septiques dans le
médiastin, s'il arrivait que l'extraction forcée fut suivie d'une
perforation œsophagienne ; d'autre part, je comptais, dans le cas
où le chargement du corps eût présenté des difficultés, l'aider et
le contrôler par l'introduction des doigts dans la brèche, je n'eus
pas besoin de ce dernier secours, j'arrivai à charger le sou sur le
panier et à l'amener au dehors par une traction forte.

Observation II. — Rehn

XXVIIᵉ congrès des chirurgiens allemands.

Malade, âgé de 22 ans, qui, dans une attaque de mélancolie, ayant ingéré pour se suicider une solution concentrée d'acide sulfurique, vient après 2 mois avec un rétrécissement de l'œsophage placé à 32 centimètres de l'arcade dentaire.

Malgré tous les cathétérismes qui, au commencement, pouvaient s'exécuter avec des sondes de calibre moyen, le rétrécissement se resserrait de plus en plus et on sentit la nécessité de la création d'une fistule gastrite d'après Witzel avant que le malade soit reçu dans le service. Mais, après quelques mois, le cathétérisme même avec les bougies du calibre réduit devient très difficile, et l'eau, la salive, les sécrétions buccales et laryngées étaient régurgitées.

On lui fit une œsophagotomie intra-thoracique dans l'espérance de franchir l'obstacle avec une sonde, opération qui ne réussit pas. L'intervention a été entreprise à la suite de la demande incessante du patient, quoiqu'on lui a dû expliquer la gravité et l'incertitude d'une telle intervention.

Sous une narcose agitée, on a fait une incision en arc de cercle (croissant) dans la région dorso-thoracique, droite et regardant par sa convexité la colonne vertébrale-dorsale. On réséque, après leur décollement pleural, des segments postérieurs de 6 centimètres de longueur de la 4ᵉ à la 8ᵉ côte droite. La plèvre correspondante est décollée doucement et sans grande difficulté d'arrière en avant vers le médiastin ; ainsi on a pu ressentir la sonde introduite d'avance dans l'œsophage.

Dans ce temps, survenant un accès de toux, la plèvre pariétale fit hernie par la plaie externe et, s'accrochant sur un des fragments costaux antérieurs, elle se rompit, après cet accident le poumon s'affaissa.

Le tamponnement et la suture de la plaie pleurale ne donnant aucun résultat, la respiration et le pouls devenant de plus en plus mauvais, l'opérateur fut obligé de suspendre la continuation de l'opération et tamponna la plaie. Le malade revint rapidement de son collapsus, dans lequel il était tombé, la plaie, après quelques jours, commença à bourgeonner et se combla graduellement. Après 5 semaines, le malade étant assez rétabli, on tenta de nouveau l'opération.

La plaie fut rouverte avec quelque difficulté, à cause de grosses néoformations fibrineuses (adhérences), qui s'étaient déposées sur ses parois et sur la plèvre ainsi qu'on ne pouvait distinguer les organes du médiastin postérieur.

Après avoir nettoyé le fascia endothoracique de ces gros dépôts de néoformation, on trouva l'œsophage sans difficulté dans lequel on avait introduit d'avance une longue sonde jusqu'au rétrécissement.

Le rétrécissement était formé par un gros dépôt d'excroissances fibrineuses, mais, après une petite incision verticale introduisant une pince, on saisait le bout de la sonde, et on la passa facilement par le rétrécissement incisé et élargi dans le bout inférieur de l'œsophage jusque dans l'estomac.

On laissa à demeure cette sonde, et par-dessus on sutura la plaie œsophagienne, et on tamponna la plaie intra et extra-thoracique. Le malade revint vite ; mais pendant la nuit, le pouls devint de plus en plus fréquent et le lendemain le patient succomba par l'affaiblissement du cœur.

OBSERVATION III. — REHN

Il s'agissait d'un malade atteint d'un carcinome œsophagien, en état de dégénérescence ; à cause de l'impossibilité de la digestion stomacale par l'accumulation des produits de dégénérescence on a essayé de drainer en dehors l'œsophage. L'opération fut faite de la même façon que dans l'observation précédente ; on ne put aussi éviter la lésion pleurale, à cause des larges et intimes adhérences existant entre la plèvre et le fascia endothoracique. Le patient vécut 6 jours après l'opération et succomba aussi par l'affaiblissement cardiaque.

A l'autopsie, on trouva de vieillles péricardite et myocardite.

CONCLUSIONS

Nos conclusions sont surtout le fait de considérations théoriques car le nombre des observations que nous possédons est trop restreint pour permettre un choix fondé exclusivement sur une statistique.

1° L'œsophagotomie postérieure doit être pratiquée du côté gauche.

2° Elle peut être pratiquée théoriquement dans la région qui s'étend de la crosse de l'azygos au diaphragme, c'est-à-dire qui commence à la 4° vertèbre dorsale et finit vers la 10° ; mais la partie basse de la région est d'un abord difficile.

3° L'œsophagotomie postérieure est indiquée seulement dans le cas de corps étranger thoracique. En effet, dans le cas de rétrécissement ou de cancer, nous possédons des interventions plus faciles, mieux réglées, moins dangereuses.

4° L'œsophagotomie postérieure doit être tentée secondairement, en désespoir de cause, quand les interventions classiques usitées en pareil cas ont échoué.

1° L'œsophagotomie par voie thoracique postérieure

pourrait être tentée primitivement dans quelques circonstances ; c'est par exemple quand la propulsion ne peut se faire sans danger, du fait de la forme du corps étranger, de son volume, de son éloignement de l'estomac ; quand l'extraction pourrait amener des lésions étendues du conduit ; quand le corps étranger est inconnu.

6° L'œsophagotomie postérieure pourrait être applicable chez l'adulte à la plupart des cas pour lesquels Richardson préconisait sa manœuvre. En effet entre le doigt introduit par la boutonnière stomacale et le doigt enfoncé dans la section œsophagienne, l'espace est trop considérable pour que les doigts puissent venir au contact et agir efficacement.

BIBLIOGRAPHIE

1. Ivan I. Nasiloff. — Œsophagotomia et resectio osophagi endothoracica. *Vrath*, n° 25. Saint-Pétersbourg, 1888.

2. Quénu et Hartmann. — Des voies de pénétration chirurgicale dans le médiastin postérieur. *Bull. et Mém. de la Soc. de chir.* Paris, février 1891.

—   —   *Revue de chir.*, 10 mars 1891.

—   —   Note sur un rapport peu connu de la plèvre. *Bulletin de la Société anat.* Paris, 1891.

3. Wilh. Braune. — Topographisch anatomischer atlas, nach durchsmitten an gefrorenen cadavern (1888).

4. Alfred Poulet. — Traité des corps étrangers en chirurgie (1879).

5. L. H. Farabeuf. — Le système séreux. *Thèse d'agrégation*, 1876.

6. Beraud. — Atlas d'anatomie chirurgicale topographique (1862).

7. P. Tillaux. — Traité d'anatomie topographique.

8. Sappey. — Traité d'anatomie humaine.

9. Gegenbaur. — Traité d'anatomie humaine.

10. Testut. — Traité d'anatomie humaine, t. III.

11. *Anatomie de Poirier*. — Article de Jonnesco, t. IV.

12. J. Potarca. — 1º Sur l'œsophagotomie intrathoracique par le médiastin postérieur. *Thèse*, 1894, et *Roumaine médicale*. Bucharest, juillet 1894.

— 2º Chirurgie intramédiastinale postérieure, 1898.

— 3º *Presse médicale*, 16 novembre 1898 : Du médiastin postérieur et en particulier trajet des plèvres médiastines postérieures.

13. Simon Duplay et Paul Reclus. — Traité de chirurgie, t. V.

14. Le Dentu et Delbet. — Article de Gangolphe, t. VI.

15. Félizet. — Sur une pièce de monnaie retenue pendant sept jours dans l'œsophage d'un enfant de 4 ans. *Bull. et Mém. de la Société de chir. de Paris*, 1894.

16. Forgue et Reclus. — Traité de thérapeutique chirurgicale, t. II.

17. Obalinski. — *Wiener klin. Woch.*, 1896.

18. Terrier. — 1º De l'œsophagotomie externe. *Thèse*, Paris, 1870.

— 2º Chirurgie du poumon. *Progrès méd.*, 1897.

19. Santieux. — *Thèse*, Paris, 1895. De l'œsophagotomie.

20. Briais. — Corps étrangers du pharynx, de l'œsophage, de l'estomac chez l'enfant. *Thèse*, Paris, 1896-97.

21. Bull (William) et Walker. — *Med. Record*. New-York, 1897.

22. Richardson. — *Boston med. and Chirurg. Journal*, décembre 1886.

23. Forgue. — Communication au *Congrès de Chirurgie*, 1898.

24. Bode. — Operationen au dem Brustabschmtt des spersehröre, *Centralblatt f. Chirurgie*, 1898, nº 26, p. 90.